ÉTUDE

SUR

DIFFÉRENTES FORMES DE MYÉLITES

TUBERCULEUSES

PAR

VOISENET (Louis-Erasme)

Docteur en médecine de la Faculté de Paris.

DEUXIÈME ÉDITION

PARIS

A. PARENT, IMPRIMEUR DE LA FACULTÉ DE MÉDECINE

A. DAVY, successeur

52, RUE MADAME ET RUE MONSIEUR-LE-PRINCE, 14

1885

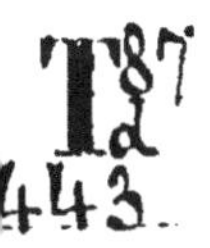

ÉTUDE

SUR

DIFFÉRENTES FORMES DE MYÉLITES

TUBERCULEUSES

ÉTUDE

SUR

DIFFÉRENTES FORMES DE MYÉLITES

TUBERCULEUSES

PAR

VOISENET (Louis-Erasme)

Docteur en médecine de la Faculté de Paris.

DEUXIÈME ÉDITION

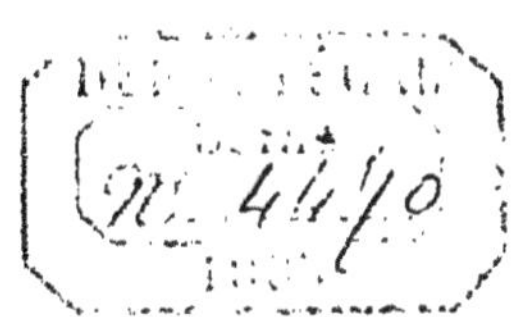

PARIS

A. PARENT, IMPRIMEUR DE LA FACULTÉ DE MÉDECINE

A. DAVY, successeur

52, RUE MADAME ET RUE MONSIEUR-LE-PRINCE, 14

1885

ÉTUDE

SUR

LES DIFFÉRENTES FORMES DE MYÉLITES

TUBERCULEUSES

INTRODUCTION.

Ayant eu l'occasion d'observer dans le service du Dr Raymond un cas de *myélite tuberculeuse*, et frappé par la rareté assez grande de cette localisation anatomique, nous avons pensé qu'il serait intéressant de réunir en un travail d'ensemble les cas assez peu nombreux dans la science de tubercules vrais de la moelle.

Il y a, en effet, un intérêt assez grand à tenter cette étude que l'on pourrait à plus d'un titre rattacher aux travaux qui ont été faits sur une autre forme de myélites infectieuses, la myélite syphilitique dont la monographie de Savard a résumé les principaux traits.

Ne serait-ce qu'au point de vue anatomo-pathologique, il me semble utile de faire ressortir les analogies si grandes qui existent entre ces deux formes de myélites infectieuses.

Les myélites syphilitiques sont relativement plus fréquentes que les myélites tuberculeuses et c'est ce qui explique pourquoi elles ont été mieux étudiées et plus souvent décrites.

Néanmoins la plupart des auteurs qui ont passé en revue les observations de ce genre sont forcés de reconnaître qu'il s'agit dans la plupart des cas de leptoméningites ou de leptomyélites, mais rarement de myélites vraies ayant franchement et primitivement envahi les cordons blancs et la substance grise de la moelle.

Et même dans les cas où la substance se trouve intéressée, il faut remarquer que presque toujours, sinon toujours, les méninges ont été le point de départ du processus morbide et présentent dans tous les cas des lésions plus considérables que la substance médullaire elle-même.

Les centres nerveux proprement dits se montrent en quelque sorte rebelles à l'invasion des tumeurs l'infection, de quelque nature qu'elles soient et ne sont pris, ainsi que nous le verrons pour la tuberculose, que dans les périodes ultimes de la maladie au moment même où éclatent les symptômes graves. De plus ces symptômes masquent souvent à tel point les désordres locaux déterminés par la lésion médullaire que le diagnostic n'en est point fait et que si l'on oublie de rechercher à la table d'autopsie l'état de la moelle, on se trouve entraîné à penser que cette dernière est saine alors qu'il n'en est rien.

Cette remarque a son importance, car elle donne lieu de penser que cette localisation des tubercules dans les centres nerveux médullaires n'est peut-être pas aussi rare que semble le prouver la pénurie de la littérature médicale.

Nous tenions à présenter ces observations générales qui montrent à la fois et l'esprit qui nous a guidé dans nos recherches, et l'utilité possible du travail que nous avons tenté.

Pour mener à bien notre tâche, nous avons d'ailleurs mis à profit les conseils qui nous ont été prodigués par notre excellent maître, M. le Dr Raymond, qui nous a fourni les moyens de terminer notre travail et à qui nous présentons ici nos sentiments de vive reconnaissance.

ETIOLOGIE.

Les conditions pathogéniques qui favorisent, produisent et déterminent l'éclosion d'une myélite tuberculeuse sont fort difficiles à dégager.

Pourquoi, la moelle et les centres nerveux, en général réfractaires à l'invasion des tumeurs d'infection, deviennent-ils, tout à coup, aptes à en produire? C'est ce qu'il est difficile de comprendre.

Faut-il admettre que quelquefois ainsi que cela se passe dans les myélites qui viennent compliquer les fièvres éruptives ; faut-il admettre, dis-je, qu'il faille tenir compte de certaines prédispositions individuelles ?

Tout cela est possible, mais n'est nullement démontré.

La seule chose qui ressorte nettement dès observations jusqu'ici publiées, c'est qu'il est nécessaire, pour que la moelle soit envahie, que la tuberculisation soit devenue en quelque sorte diffuse, ait altéré ou détruit tout ou partie de l'organisme.

Nous ne rencontrons guère, en effet, la myélite tuberculeuse que dans le cas de phymatose à marche aiguë; nous la voyons presque toujours coexister avec la tuberculose miliaire aiguë d'autres organes.

Tout cela revient à dire que la granulie primitive ou secondaire est une des conditions indispensables à la production du processus morbide dont nous essayons de faire l'historique.

Sans doute qu'aux dernières périodes de la tuberculisation il existe une infection généralisée, due à une virulence plus grande de l'agent tuberculeux, du microbe spécifique qui rend ce dernier apte à se développer et à se multiplier dans des milieux qui auparavant ne lui étaient point favorables.

Cela est vrai, non seulement pour le cerveau, pour la moelle; mais cela se vérifie encore pour d'autres organes, tels que les reins, que la tuberculose respecte habituellement.

Cette hypothèse d'une infection finale, d'une saturation complète de l'organisme aux dernières périodes de la phthisie, principalement dans les formes à marche rapide; cette hypothèse repose sur des données expérimentales assez probantes.

Ne voyons-nous pas, par exemple, que les sécrétions, exemptes la plupart du temps de principes virulents, peuvent à certains moments de l'évolution de la tuberculose, devenir des moyens d'infection, des voies de propagation de la maladie.

C'est là un fait du même ordre que l'extension de la poussée tuberculeuse, jusqu'aux centres nerveux, de la moelle, du bulbe et du cerveau.

Je n'ai point l'intention d'entrer dans la discussion détaillée des faits, dont la pathologie expérimentale a enrichi la science; je me borne à émettre j'opinion que c'est dans cet ordre d'idées, qu'il faut chercher le pourquoi de la question qui nous oc--cupe.

La condition nécessaire et indispensable pour qu'une myélite tuberculeuse puisse se produire est donc l'existence d'une poussée aiguë de granulations sous des influences quelconques.

L'étude de ces influences est assez délicate, car on a peu fait pour élucider cette question; toutefois il semble que la tuberculose aiguë primitive ou secondaire exige pour évoluer, un terrain un peu spécial.

La granulie est surtout fréquente chez les enfants, où elle est soit héréditaire, soit acquise ; d'autre part, chez l'adulte, il n'existe pour ainsi dire point la plupart du temps de granulie vraie, on a presque toujours affaire à des poussées de tuberculose aiguë, dans le cours d'une tuberculose chronique ; c'est ce qu'on pourrait appeler la granulie secondaire.

Eh bien! la tuberculose infantile n'éclate que chez des enfants peu robustes, soit par le fait même de l'influence héréditaire tuberculeuse, soit par le fait de conditions tout autres.

La tuberculose aiguë de l'adulte ne se produit le plus souvent qu'à la suite de phénomènes de dépression, d'affaiblissement résultant de causes quelconques.

Une maladie intercurrente, des fatigues prolongées, alimentation insuffisante ou défectueuse, favorisent donc l'éclosion des tubercules, sous la forme miliaire et leur généralisation aux organes qui, comme la moelle, en sont généralement indemnes.

Modifications profondes dans les propriétés essentielles, dans les conditions de résistance et d'immunité des différents tissus ou appareils de l'organisme, telle est la condition essentielle des localisations rares, comme la myélite, dans le cours de la tuberculose.

Dépression de l'organisme, cachexie ou dyscrasie quelconque, tel est le procédé au moyen duquel se prépare et s'établit la poussée de tuberculose miliaire généralisée et, en particulier, la forme de myélite à l'étude de laquelle nous nous sommes attaché.

Ce sont là les vraies formes de myélites tuberculeuses.

La confluence des tumeurs, leur siège dans la substance même de l'organe, leur nombre, leur coexistence avec des productions analogues d'autres organes; tels sont les caractères qui les différencient nettement des myélites plus ou moins similaires.

Une observation publiée par Hayem, dans les *Archives de Physiologie*, sous le titre de : Tubercules de la moelle, ne rentre qu'indirectement dans le type anatomique et clinique que nous avons surtout en vue.

Il s'agit, dans l'espèce, d'une tumeur unique siégeant à la région lombaire, et ayant entraîné des symptômes qui se rapprochent beaucoup de ceux de la compression de la moelle.

Cette symptomatologie est, comme nous le verrons, distincte de celle des formes de myélites diffuses, déterminées par l'extension à la moelle d'une pousse de tuberculose miliaire.

L'étiologie est également un peu différente.

Tandis que la tuberculose de la moelle à forme miliaire ou infiltrée, exige pour se produire une infection générale de l'organisme, nous voyons qu'au contraire les tubercules isolés de la moelle peuvent survenir chez des malades dont les lésions d'autres organes sont peu avancées.

La scrofule, la tuberculose héréditaire, paraissent être, dans l'espèce, les facteurs les plus constants du développement de ces véritables gommes tuberculeuses.

Il existe donc une parenté assez étroite entre ces tumeurs isolées et les autres formes de tuberculose locale, dans le cours de la tuberculose chronique.

Il y a, au contraire, des différences assez tranchées entre les tuberculoses miliaires de la moelle et les gommes tuberculeuses du même organe.

L'une survient chez un individu atteint par une invasion granulique, et n'est qu'une complication de plus à ajouter au tableau symptomatique; l'autre se présente chez des malades sains en apparence, peu ou point avancés dans l'évolution de leur diathèse, et de plus affecte la marche d'une lésion à marche relativement lente et à symptomatologie plus spéciale par cela même.

Mais, même dans ces formes, chronique en quelque sorte, de la tuberculose de la moelle, l'étiologie est toujours de même ordre et rentre dans un même cercle, scrofule ou tuberculose antérieure d'autres organes comme condition indispensable à la production de la lésion, causes adjuvantes variées jouant le rôle de causes occasionnelles de la localisation.

SYMPTOMATOLOGIE ET DIAGNOSTIC.

Je voudrais, dans une description symptomatique, laisser de côté les observations de myélites à tumeur tuberculeuse unique ; mais si l'on recherche dans la littérature médicale, on voit qu'entre le cas d'Hayem, type de gomme tuberculeuse unique et volumineuse de la moelle, et ceux, par exemple, que nous avons pu observer, il existe une série d'observations relatant des formes intermédiaires qui établissent entre toutes les formes de tuberculose de la moelle une similitude, une parenté indéniable. Si l'on voulait séparer tous ces cas sur le terrain de la clinique, on serait obligé de les réunir et de les comparer au point de vue de l'anatomie pathologique.

Il nous semble profitable, pour rendre notre description plus complète et plus sûre, de faire la critique des observations que nous possédons, et d'en tirer quelques conclusions, au sujet de la variabilité possible des symptômes.

D'une façon générale nous pouvons dire, tout d'abord, que ce qui découle nettement de la lecture des faits cliniques publiés, c'est que la netteté des symptômes, leur localisation étroite, est d'autant moins marquée que la maladie a une marche plus rapide et que le nombre et l'étendue des lésions sont plus considérables.

Si nous considérons la forme subaiguë ou chronique de la myélite tuberculeuse, nous voyons que toujours, ou à peu près, la maladie suit une marche assez bien déterminée, mais qu'il est possible de confondre avec d'autres formes de tumeurs de la moelle.

Presque toujours les symptômes débutent de la façon suivante :

Un malade tuberculeux ou scrofuleux depuis longtemps, est tout à coup atteint de phénomènes médullaires : fourmillements, douleurs lancinantes, continues ou revenant par accès ; survient ensuite un peu de parésie des membres inférieurs, quelquefois de la contracture ; puis, peu à peu s'établit la paraplégie totale et complète avec son cortège habituel de complications : atrophie musculaire avec ou sans contracture, troubles trophiques, eschare sacrée ; puis, peu à peu survient une cachexie profonde, et le malade meurt dans le marasme, ou bien par suite des progrès que les lésions tuberculeuses ont pu faire dans d'autres régions.

C'est là un tableau clinique moyen qui peut varier suivant le siège exact de la lésion ; les phénomènes qui manquent le moins sont les phénomènes douloureux du début, car ce sont des symptômes corrélatifs aux lésions des méninges qui, à un degré plus ou moins grand, sont toujours envahies.

La contracture, la paralysie finale peuvent manquer, ainsi que l'anesthésie, car tout dépend de l'étendue des lésions dans la substance grise et de l'établissement des dégénérescences secondaires qui ne se produisent que si une portion notable des cordons latéraux ou postérieurs a été détruite.

Cependant, il est rare que cette dégénérescence manque, car dans toutes les observations on trouve au-dessous de la tumeur un commencement de dégénérescence des cordons postérieurs, et au-dessous on rencontre non moins invariablement la désintégration descendante des cordons latéraux et antérieurs.

Chez le malade dont l'observation a été publiée par Hayem, ces phénomènes de dégénérescence secondaire étaient poussés très loin. Aussi, le tableau clinique s'est-il montré aussi complet que possible. Grâce à la marche lente et au développement peu rapide de la tumeur, Hayem a pu observer l'établissement d'une paraplégie complète, de l'atrophie musculaire, des eschares sacrées, et le malade a succombé, chose relativement rare, aux progrès de son affection médullaire.

Chez un des malades observés par Liouville, la description clinique est beaucoup moins chargée, et la paraplégie est restée en quelque sorte au début, sans avoir eu le temps d'évoluer; le malade étant mort assez rapidement d'une poussée de tuberculose généralisée à tous les organes et plus particulièrement à une méningite cérébro-spinale tuberculeuse qui est venue se surajouter à tout le reste.

On a donc vu se produire, ainsi que cela est de règle en pareil cas, et les phénomènes comateux et la fièvre, et les phénomènes pupillaires, et les troubles d'arythmie du cœur, qui rentrent dans le cadre des symptômes de la méningite de la base.

L'observation de Hayem est donc à peu près la seule qui nous présente la myélite tuberculeuse isolée et qui nous permette de dire quelle est la véritable symptomatologie de la myélite tuberculeuse.

Ainsi que je l'ai exposé, cette symptomatologie est identique, ou à peu près, à celle observée dans le cours du mal de Pott ou de toutes les myélites transverses par compression.

Le cas de Liouville et ceux de Vidal, de Chvosteck sont en quelque sorte des cas intermédiaires qui permettent de rattacher, ainsi que nous en faisions la remarque en commençant, les formes chroniques de la myélite tuberculeuse aux formes aiguës ou suraiguës de la tuberculose médullaire.

Le diagnostic de ces formes de tuberculoses lentes est assez difficile à porter exactement, et il est possible de les confondre avec la myélite par mal de Pott, avec certaines formes de myélites syphilitiques, avec les sarcomes, les cancers primitifs ou secondaires, les gliômes de la moelle.

Néanmoins, l'absence des autres manifestations syphilitiques permet d'écarter l'idée de syphilis.

L'absence de tumeur bien nette, de déformation, la marche assez rapide des symptômes, est peu en rapport avec l'idée d'une compression par mal de Pott.

Les caractères généraux de la cachexie cancéreuse manquent, et leur absence écarte, sinon sûrement, du moins d'une manière très probable l'idée d'un cancer médullaire.

Il serait donc surtout possible de confondre avec les sarcomes, les gliòmes et toutes les autres formes de tumeurs primitives, et le diagnostic différentiel peut être assez difficile.

Néanmoins, tenant compte de la rareté relative de ces affections, on peut, comme le fait remarquer Hayem, tenir pour probable le diagnostic de myélite tuberculeuse, quand on constate chez le malade des lésions tuberculeuses assez accentuées d'autres organes ou bien des manifestations évidentes de scrofule.

La présence de ces manifestations concomitantes introduit en effet quelque certitude dans le diagnostic et le rend sinon certain, du moins très probable.

Les formes intermédiaires de myélite présentent ce caractère d'être beaucoup moins franches comme allure, de se développer chez des malades atteints de tuberculose généralisée.

Les troubles sensitifs, les phénomènes vaso-moteurs, les troubles trophiques sont encore assez marqués, mais la paralysie n'est jamais complète, la parésie seule se produit quelquefois, manque souvent. Ces types cliniques correspondent comme

nous le voyons relaté dans les observations publiées, à des formes anatomiques de myélites à
grosses tumeurs, au nombre d'une, deux ou trois
au plus.

De plus, dans ces cas, la myélite n'est jamais
isolée, et on trouve toujours de la méningite cérébro-spinale tuberculeuse (voir le cas du malade de
Liouville).

Dans les formes suraiguës analogues à celles que
nous avons observées, la symptomatologie devient
très obscure, et peu de symptômes permettent d'af-
firmer l'extension des tubercules du côté de la
moelle.

Il s'agit toujours dans ces cas de tuberculose
absolument généralisée, à forme miliaire ou infiltrée.

L'état typhoïde du malade, son affaissement cérébral, le délire intense quelquefois sont des symptômes trop généraux et trop diffus pour être de
quelque utilité au point de vue de la localisation
exacte.

L'hyperesthésie qui accompagne la méningite
cérébrale ne permet point de se servir de ce symptôme pour établir un diagnostic de myélite.

Son absence momentanée pourrait cependant
être de quelque utilité. Mais la marche de la maladie est presque toujours très rapide et il n'est
guère possible de suivre assez exactement l'évolution de ces phénomènes pour en tirer parti.

Cependant, au moment où les phénomènes comateux n'ont pas encore apparu, il est possible de constater quelquefois un peu d'anesthésie qui peut mettre sur la voie.

On peut constater également à ce moment de l'affaiblissement des membres ; mais tous ces phénomènes sont fugaces et manquent souvent ou ne sont point notés.

En réalité, le diagnostic de myélite tuberculeuse suraiguë, à forme miliaire ou infiltrée, est plutôt un diagnostic d'amphithéâtre qu'un diagnostic au lit du malade.

La plupart du temps, comme cela s'est produit pour notre malade (obs. Raymond), comme cela s'est fait pour les malades de Vidal, la myélite a pu être soupçonnée pendant la vie ; mais aucun diagnostic précis n'a pu être porté.

Ce n'est qu'à l'autopsie qu'on a pu se rendre compte de l'état de la moelle, et nous pensons que peut-être la littérature médicale n'est-elle si peu riche en faits de ce genre que parce qu'on néglige souvent, dans les cas de tuberculose généralisée, de faire l'examen de la moelle, dans laquelle, comme nous allons le voir, en étudiant l'anatomie pathologique de l'affection, un examen superficiel pourrait ne découvrir aucune lésion.

ANATOMIE PATHOLOGIQUE.

Les caractères anatomo - pathologiques de la
myélite tuberculeuse sont plus nets et moins variables que les caractères cliniques.

On peut ranger les lésions de ce genre, décrites
jusqu'à ce jour, en deux grands groupes :

1° Les myélites chroniques à marche assez lente,
caractérisées anatomiquement par l'existence d'une
ou de plusieurs tumeurs tuberculeuses d'assez fort
volume, avec début ou achèvement de dégénérescence secondaire ;

2° Les myélites aiguës qui se présentent sous
deux formes distinctes, très voisines en apparence :
a) les myélites diffuses nodulaires ; b) les myélites
diffuses infiltrées. Ces deux formes peuvent, et nous
dirions presque doivent, coexister presque toujours
ensemble.

Voyons d'abord quelles sont les lésions que l'on
rencontre dans le premier groupe.

A l'autopsie du malade, on trouve toujours dès
l'ouverture du rachis une congestion assez vive des
méninges ; souvent, principalement dans la région
lombaire de la turgescence des vaisseaux veineux,
variqueux, flexueux et gorgés de sang.

La dure-mère est presque toujours épaissie, par-
tiellement plus blanchâtre qu'à l'état normal,
quelquefois adhérente par places à la pie-mère, et

très peu isolable sans déchirure de l'arachnoïde et de la pie-mère.

Quand on incise cette membrane, on aperçoit l'arachnoïde épaissie, blanchâtre, indurée, recouvrant les vaisseaux propres de la moelle qui présentent tous les caractères de la congestion active et passive.

Les arborisations artérielles sont très marquées et, en un point ou en plusieurs points, les veines présentent une dilatation anormale et tout le réseau déférent semble plus riche qu'à l'état normal.

L'ensemble de la moelle paraît présenter une résistance très variable, suivant les points que l'on considère.

A la coupe, à part quelques caractères de congestion légère, à part un peu d'œdème, on ne trouve rien d'anormal, le plus souvent, dans la région cervicale et dans la région dorsale; mais vers la région lombaire ou vers la partie inférieure de la région dorsale, la coupe tombe sur une ou plusieurs masses arrondies, caséeuses au centre, verdâtres au pourtour, de dimensions variant de 1/2 jusqu'à 2 centimètres de diamètre. Ces tumeurs envahissent souvent toute l'étendue transverse de la moelle; mais le plus souvent elles prédominent d'un côté, atteignent les cordons blancs et la majeure partie de la substance grise de ce côté, entamant notablement la substance grise du côté opposé et faisant corps avec les méninges, très épaissies et très adhérentes à ce niveau.

Au-dessus de la tumeur, on trouve dans les cordons postérieurs une légère bande grisâtre, translucide, suivant le prolongement de la pie-mère qui sépare les cordons postérieurs.

Au-dessous de la tumeur, on aperçoit quelquefois une traînée analogue dans les points qui correspondent au faisceau pyramidal.

Cette coloration grisâtre de ces faisceaux est l'indice du travail de dégénérescence qui s'opère en ce point, suivant le mode de propagation classique des dégénérescences de la myélite transverse.

L'examen microscopique des différentes parties de la moelle et de la tumeur elle-même révèle de nouvelles lésions et complète l'étude de celles que l'examen microscopique avait déjà montrées sur toutes les coupes voisines de la tumeur, mais ne se rapprochant point de l'étendue des zones de dégénérescence. On trouve souvent un peu de sclérose annulaire, un peu de leptomyélite corticale.

Sur les coupes qui intéressent la partie des cordons en voie de dégénérescence, on trouve, avec ses caractères habituels, la désintégration granuleuse de ces cordons, la disparition des cylindres axes, la prolifération conjonctive.

Cette dégénérescence secondaire est, en général, toujours au début et ne s'étend guère que dans 2 ou 3 centimètres de hauteur, soit qu'on envisage le cordon postérieur en haut, le faisceau pyramidal en bas.

Au niveau de la tumeur, on constate une perte

de substance due à la désagrégation inévitable du centre granuleux de la tumeur.

Au pourtour, on trouve une zone à structure presque absolument embryonnaire constituée par un tissu à éléments cellulaires ronds et fusiformes, parcourus par des vaisseaux capillaires assez nombreux et par quelques petits vaisseaux artériels et veineux.

Quelques-uns des ces vaisseaux sont oblitérés, remplis par un détritus granuleux à la périphérie duquel existent des cellules géantes de petites dimensions.

Au milieu de ce tissu rien ne rappelle le tissu nerveux qui a complètement disparu, tout aussi bien dans les cordons blancs que dans la substance grise.

Dans les parties avoisinantes, on retrouve peu à peu les caractères du tissu normal de la moelle; mais avec des modifications pathologiques qu'il importe de noter.

Dans la substance blanche les tubes sont devenus variqueux, tels qu'on les observe dans la myélite aiguë, la myéline se fragmente; autour des tubes et d'autant plus abondamment qu'on se rapproche plus de la tumeur, on rencontre des granulations nucléaires, des cellules de Deiters à prolongements nombreux formant réseau.

Les vaisseaux sont dilatés, leur calibre est rempli de sang, mais leurs parois présentent les caractères de l'endopériartérite telle qu'on l'observe dans toute l'étendue des centres nerveux.

Les capillaires, surtout dans la substance grise, sont très dilatés et remplis de sang.

Cette substance grise est elle-même assez profondément atteinte. Les noyaux de la névroglie sont augmentés de nombre, les fibrilles du réseau de Gerlach sont devenues moins nettes ; les cellules nerveuses presentent une hypertrophie colloïde ou pigmentaire et d'autres fois de l'atrophie complète ou partielle.

Les méninges à ce niveau sont encore adhérentes, épaissies, et, dans quelques points, particulièrement au voisinage des racines, on observe entre la pie · mère et la substance cérébrale, un léger exsudat et quelques globules de pus mélangés à des corps amyloïdes placés à la périphérie du cordon blanc.

Je n'insiste pas sur les dégénérescences secondaires des racines des nerfs et des parties périphériques, altérations qui constituent l'exception et non la règle.

Telles sont donc les lésions de la myélite tuberculeuse à forme chronique, de la tumeur tuberculeuse de la moelle, je n'y ai insisté que parce qu'elle peut et doit servir de transition pour l'étude des deux autres variétés qui font plus particulièrement l'objet de ce travail.

Dans la variété diffuse à forme nodulaire, qui coexiste toujours, ainsi que nous l'avons montré, avec une poussée de tuberculose confluente et genéralisée, dans cette variété, voici quels sont les caractères anatomiques de la moelle :

A l'œil nu, sur toute l'étendue de l'organe, mais plus marquées à la région lombaire, les méninges présentent tous les signes d'une congestion intense : arborisations vasculaires, turgescence des gros troncs.

Les méninges, surtout l'arachnoïde et la pie-mère sont parsemées de plaques blanchâtres, principalement dans la partie postérieure.

Ces plaques blanches deviennent plus ou moins confluentes par places et arrivent à se confondre.

On trouve de plus, sur le trajet des vaisseaux, de très petites granulations miliaires du volume d'une tête d'épingle.

Sur d'autres vaisseaux, on trouve des renflements allongés, piriformes, correspondant à une infiltration diffuse de la gaine.

Sensation de diffluence marquée en quelques parties de l'axe nerveux, quand on le prend entre les doigts.

A la coupe on trouve, diffusément réparties, de petites tumeurs toujours d'assez petit volume, plus ou moins arrondies et dont le centre, mou et caséeux, vient faire saillie sur la surface de coupe.

Ces tumeurs présentant, macroscopiquement, les mêmes caractères que les grosses tumeurs de la myélite tuberculeuse chronique, se confondent insensiblement avec le tissu sain.

Leur siège dans l'épaisseur de l'organe est extrê-

mement variable ; tantôt, et c'est le cas le plus fréquent, elles font corps avec les méninges et siègent
à la superficie : tantôt elles sont placées en pleine
substance grise, sans rapport direct et tangible avec
les enveloppes rachidiennes.

La répartition en hauteur de ces granulations
spécifiques est également assez peu constante ;
néanmoins, comme pour les méninges, c'est dans
la région lombaire que ces tumeurs présentent leur
maximum de confluence.

A l'examen microscopique, on retrouve les lésions
correspondant à ce que l'examen à l'œil nu avait
déjà montré.

L'étude à l'état frais des parties centrales des tumeurs ne révèle aucune particularité intéressante.
On n'y trouve que des débris granuleux composés
de granulations libres rebelles à toute coloration,
pour la plupart, et l'on ne peut y retrouver de ba-
cilles.

Les cordons blancs, examinés de la même manière, montrent une fragmentation de la myéline,
un état variqueux des tubes, quelques noyaux libres
et des cylindres axes variqueux et tuméfiés.

Dans la substance grise, on trouve des corps granuleux de Glûge en assez grande abondance.

Sur une coupe de l'organe après durcissement on
constate les faits suivants :

Les méninges sont épaissies, adhérentes à la périphérie de la moelle, les vaisseaux sont congestion-
nés, leur gaine est infiltrée de leucocytes, leurs

parois sont épaissies et présentent de l'endopériartérite irrégulièrement distribuée.

Sous les méninges, particulièrement au niveau de
l'émergence des racines et se prolongeant jusque
dans la corne postérieure, infiltration diffuse de
leucocytes et de noyaux de la névroglie.

Dans la substance blanche, état variqueux des
tubes, noyaux inflammatoires abondants autour
des travées conjonctives et dans le voisinage des
vaisseaux.

Dans la substance grise les cellules nerveuses
sont atteintes par groupes. Leur protoplasma est
rempli de granulations pigmentaires.

Les capillaires sont dilatés, les noyaux sont
abondants.

Autour du canal central et dans la gaine des vaisseaux satellites, prolifération conjonctive abondante
et très dense.

Au niveau des granulations on trouve quelquefois, comme dans les grosses tumeurs, une perte de
substance correspondant au centre de la néoforma-
tion. La périphérie des tumeurs est constituée par
des éléments embryonnaires à forme ronde ou al-
longée très irrégulièrement disposés.

Les vaisseaux, tous de petit calibre, sont envi-
ronnés d'une épaisse couronne d'éléments conjonctifs. Leur lumière est souvent oblitérée par une
masse granuleuse au milieu de laquelle on trouve
rarement des cellules géantes; mais souvent de
petites cellules épithélioïdes.

On trouve encore épars dans l'épaisseur de la substance grise de petits amas nucléaires, correspondant à la forme du tubercule embryonnaire.

Ce sont là les formes moyennes de la tuberculose médullaire; mais il existe d'autres formes, plus diffuses si l'on peut dire. Ce sont ces formes que nous avons désignées sous le nom de myélite diffuse infiltrée.

Les cas de Liouville portant sur des moelles de soldats morts de granulie aiguë à forme typhoïde, dans le service du D' Vidal, rentrent dans cette catégorie de faits.

Ce qui différencie ces formes des précédentes, c'est la moins grande fréquence des tumeurs miliaires et la diffusion, l'infiltration du tissu nerveux par des traînées d'éléments inflammatoires propagée suivant le trajet des vaisseaux.

Les méninges présentent à l'œil nu un épaississement inaccoutumé, mais elles n'ont point cet aspect blanchâtre des formes à marche lente, elles adhèrent, mais plus faiblement, à la masse nerveuse sous jacente. Par un examen attentif il est encore possible de distinguer sur le trajet des vaisseaux de très fines granulations; mais il est facile de les laisser échapper si on n'apporte à cette recherche un soin tout particulier.

Dans le cas de Chvostech comme dans les nôtres tout aussi bien dans celui que nous avons pu observer chez le D' Hutinel, que dans celui plus récent que nous devons à l'obligeance du D' Raymond, l'examen de la moelle pratiqué au moyen de coupes portant à différentes hauteurs, ne montrait pas de lésions bien nettes et bien évidentes. Il fallait chercher avec soin pour trouver quelques petites tumeurs isolées bien reconnaissables.

La compression de l'organe entre les doigts pouvait rendre quelques services dans cette recherche et permettait, au moyen de variations de consistance, de retrouver le **siège exact de ces tumeurs.**

Comme toujours, c'est dans la région **lombaire** qu'elle atteignait le maximum de fréquence.

Ce qui paraît le plus net dans ces cas, c'est le peu de différence entre la coloration des deux substances blanche et grise dans les parties où n'existaient pas de tumeurs visibles.

L'état des tubes dans l'examen microscopique à l'état frais, les lésions de la substance grise sont identiques à celles que l'on trouve dans tous les cas de myélites aiguës, de quelque nature qu'elles soient.

Sur des coupes de la moelle après durcissement, on constate qu'à tous les étages on rencontre le même épaississement des méninges, léger il est vrai, mais très évident néanmoins.

La plupart des vaisseaux de la pie-mère présentent cet état d'infiltration de la gaine à forme nodulaire ou piriforme.

Les tractus conjonctifs ou vasculaires émanant des méninges et se propageant dans la substance grise sont infiltrés de granulations inflammatoires.

Sur toute l'étendue de l'organe, la substance grise présente cette même abondance d'éléments libres de la névroglie, cette fréquence des cellules de Deiters, à dimensions souvent considérables.

Ces cellules sont particulièrement visibles et singulièrement nettes sur les coupes longitudinales, où on les voit éparses au milieu des tubes nerveux qu'elles enveloppent de leurs prolongements anastomosés.

Autour du canal central, épaisse prolifération conjonctive se prolongeant sur toute la hauteur du conduit épendymaire.

Les cellules nerveuses sont, la plupart du temps, hypertrophiées dans les cornes antérieures, frappées d'une intense pigmentation, sans prolongements bien nets. Dans les cornes postérieures, les cellules sont pour la plupart très atrophiées, se colorant mal par le carmin, la fuschine, l'hématoxyline.

Elles sont granuleuses, pigmentées, globuleuses, et en somme peu distinctes.

Les racines ne présentent point trace d'atrophie, ce qui s'explique parfaitement par la rapidité d'évolution du processus; mais on trouve sur tout leur trajet un semis de noyaux au milieu des tubes qui, tous, à des degrés divers, offrent les mêmes altérations que les tubes nerveux des cordons.

Ces altérations du manchon de myéline, ces gonflements partiels du cylinder axis n'offrent rien d'étonnant, puisqu'elles existent dans toutes les

affections qui intéressent le parenchyme médullaire.

Quand les hasards de la coupe permettent de
tomber sur une des petites tumeurs isolées dont
nous avons parlé, on trouve dans ces productions
une structure qui rappelle, aux dimensions près, la
constitution de toutes les tumeurs tuberculeuses
des centres nerveux. On y trouve toujours cette
structure embryonnaire spéciale, mais on n'y rencontre pour ainsi dire pas de cellules géantes ou
épithélioïdes, qui sont caractéristiques des inflamma-
tions tuberculeuses lentes et chroniques, et dont la
présence est d'ailleurs rare dans toutes les néofor-
mations spécifiques des centres nerveux encéphali-
ques ou rachidiens.

En résumé, ce que l'on trouve dans ce cas, c'est
une infiltration diffuse, en masse, de la moelle, par
des éléments inflammatoires, et il serait anatomiquement difficile de différencier ces myélites tuberculeuses infiltrées des premières phases des myélites
aiguës simples, si la présence de granulations dans
la pie-mère, l'existence de quelques tumeurs types
dans l'épaisseur de la substance grise ou blanche
ne venaient aider au diagnostic.

Si nous comparons maintenant les diverses formes que nous venons d'étudier, nous pourrons jus-
tifier la classification que nous avons adoptée au
début de ce travail.

La forme chronique de la myélite tuberculeuse
est caractérisée, nous l'avons vu, par la présence

d'une ou de plusieurs masses tuberculeuses d'assez grand volume, pouvant déterminer, suivant la durée de la maladie, des dégénérescences secondaires intra ou extra médullaires des troubles trophiques, des atrophies musculaires.

Ce sont là de véritables tumeurs de la moelle, dont la constitution anatomique est spéciale, mais dont les manifestations secondaires n'ont rien de caractéristique.

Rien dans ces formes n'indique une tendance à la généralisation en tant que myélites, c'est une lésion bien localisée, et la seule chose qui puisse tendre à l'extension, c'est l'adhérence des méninges, l'altération des vaisseaux.

Il n'en est pas de même dans les deux autres formes que nous avons étudiées, qui présentent des points communs grâce auxquels nous avons pu les ranger dans une même catégorie à deux variétés distinctes.

Les points communs à ces deux variétés sont la présence de petites tumeurs spécifiques abondantes dans un cas, rares dans l'autre, les lésions méningées et la leptomyélite corticale constante et généralisée, l'absence de dégénérescences secondaires.

Les dissemblances résident surtout dans le nombre des tumeurs tuberculeuses vraies, dans leurs dimensions et dans leur volume, dans l'infiltration diffuse qui caractérise la deuxième variété, infiltration qui rapproche cette deuxième variété des productions tuberculeuses infiltrées, comme celles qu'on observe dans le rein, par exemple.

Dans cet organe, nous voyons, en effet, comme dans la moelle et le cerveau exister deux formes de tuberculose. Tantôt on y voit de petites tumeurs appréciables à l'œil nu, tantôt au contraire, on ne trouve que de la congestion intense du parenchyme et l'on pourrait croire à l'absence de lésions.

Mais l'examen microscopique prouve que les lésions existent dans les deux cas ; seulement, que si l'on trouve parfois des tubercules adultes dans le tissu conjonctif péri-tubulaire, de véritables follicules tuberculeux classiques, il y a des reins où l'on ne trouve que des traînées de noyaux autour des glomérules, des tubuli, mais peu ou point de productions nodulaires caractéristiques.

La raison essentielle, pour laquelle nous avons réuni sous une même catégorie ces deux manifestations d'une même diathèse, c'est qu'il est presque impossible de ne pas les trouver associées dans une proportion variable.

Il est rare, en effet, de trouver dans quelque organe que ce soit de la tuberculose nodulaire, sans trouver en même temps de la tuberculose infiltrée.

Les différences entre les deux variétés de myélites que nous avons rangées dans une même catégorie, sont donc plus apparentes que réelles.

Ce sont là des questions de degré dont il faut tenir compte ; car, si anatoniquement, l'unité des lésions est indéniable, la symptomatologie peut être très variable, suivant la prédominance de telle ou telle modalité de la manifestation diathésique.

Nous pouvons donc, au point de vue anatomique, et nous sommes, à notre avis, autorisé à le faire, d'après l'examen anatomique que nous venons d'exposer, nous sommes, dis-je, autorisé à conclure que les myélites tuberculeuses peuvent être rangées en deux catégories distinctes :

1° Myélites chroniques ;

2° Myélites aiguës ;

    a. A forme nodulaire ;

    b. A forme infiltrée.

PRONOSTIC ET TRAITEMENT.

Le pronostic des affections tuberculeuses de la moelle est toujours grave ; toutes les observations publiées contiennent l'examen nécropsique du malade.

Cette gravité du pronostic est peut-être, par ce fait même, exagérée.

La difficulté du diagnostic dont la certitude n'est bien démontrée que sur la table d'autopsie, est peut-être la raison de la léthalité si considérable de ces myélites.

Je ne parle pas, bien entendu, des formes aiguës, où la gravité du pronostic réside surtout dans l'étendue des lésions tuberculeuses d'autres organes, mais j'ai surtout en vue les formes chroniques de la maladie où la guérison ne serait peut-être pas impossible.

Nous voyons, par exemple, que, dans le cas publié par Hayem, la survie a été relativement longue, que le volume de la tumeur avait déterminé des lésions de myélite transverse, des lésions secondaires qui ont été la cause de la cachexie finale.

De plus, dans ce cas, le diagnostic avait été difficile à porter, et reposait plutôt sur des probabilités que sur une certitude.

En outre, nous avons vu que les premiers phénomènes de la myélite tuberculeuse étaient des troubles de sensibilité qui pouvaient souvent passer inaperçus ou être attribués, soit à des troubles nutritifs, soit à des lésions diverses. Nous savons, en outre, que les granulations tuberculeuses de petit volume ne déterminent presque aucun symptôme dans la granulie.

Etant donné la rareté relative des examens de la moelle chez les tuberculeux, même à forme aiguë, quand aucun symptôme saillant n'a attiré l'attention, étant donnée cette rareté, il est permis de penser que certaines formes de myélites peuvent échapper à l'attention, et que leur pronostic est moins noir qu'un examen superficiel des faits pourrait le faire croire.

La marche lente de l'affection, quand elle est limitée à la moelle, permettrait peut-être d'espérer une solution plus favorable. Il est une remarque qui peut nous fournir un autre argument à l'appui de notre thèse.

Il est assez fréquent de trouver, à l'autopsie de malades n'ayant présenté pendant la vie que peu de symptômes, des tumeurs méningées de petit volume à structure sarcomateuse qui pourraient souvent n'être que des transformations ultérieures de tumeurs d'infections nodulaires ayant évolué vers la guérison.

Ne savons-nous pas, en outre, que l'étiologie de la sclérose en plaques disséminées a été l'objet de nombreux travaux et que les tendances actuelles semblent faire prévaloir l'idée que ces foyers de sclérose ont une origine infectieuse.

Les auteurs modernes ne semblent-ils point admettre que la variole, la syphilis, la rougeole, la pyohémie sont les facteurs les plus constants de la maladie ? Et cependant il s'écoule une période pendant laquelle les lésions médullaires qui fourniront plus tard les foyers de sclérose, ne déterminent aucun symptôme qui vienne éveiller l'attention jusqu'au moment où se développent les premiers symptômes de la sclérose diffuse.

Ne savons-nous pas encore que les méningites spinales, les scléroses combinées de la moelle d'origine méningée ne se révèlent pendant la vie que par des symptômes douloureux, mais très négligeables ?

Les observations publiées par Déjerine, par mon maître le docteur Raymond, ne tendent-elles pas à faire admettre que ces lésions méningées peuvent pendant longtemps évoluer à l'état latent?

Et pourtant ces méningites spinales, ces leptomyélites annulaires offrent une parenté étroite avec la leptomyélite tuberculeuse dont nous venons d'étudier les diverses formes.

Pour tous ces motifs, difficulté du diagnostic, insuffisance des examens nécroscopiques, nous pensons que la rareté de l'affection que nous venons de décrire est bien moindre que la pauvreté de la littérature médicale ne tendrait à le prouver.

Nous pensons, en outre, que le pronostic de la

myélite chronique dans ses formes atténuées est peut-être moins grave qu'on ne le croit généralement.

Dans les formes aiguës, la myélite entraîne presque fatalement la mort; mais cela tient moins, il faut bien le dire, à la gravité de la lésion médullaire elle-même qu'à l'étendue des lésions généralisées à tout l'organisme.

Le traitement des formes atténuées quand le diagnostic est possible à porter, ce traitement nous semble avoir une importance possible.

Les symptômes douloureux, les névralgies multiples dont les tuberculeux sont souvent atteints, doivent donc être surveillés avec autant de soin qu'on surveille les accidents nerveux des syphilitiques.

Les méthodes à employer pour combattre cette complication sont celles actuellement en usage pour le traitement de la tuberculose en général.

Quand il est possible de soupçonner la lésion médullaire au début il importe de suralimenter le malade, car les phénomènes trophiques qui surviennent à la suite de la lésion médullaire ne peuvent qu'augmenter la cachexie.

S'il survient des phénomènes d'atrophie musculaire, d'affaiblissement des membres, il faut faire la médication symptomatique, sans perdre de vue le traitement général.

L'électricité, les divers révulsifs intelligemment employés peuvent sinon enrayer la marche de la maladie, du moins procurer au malade quelques soulagements et assurer une survie plus longue.

Dans les formes aiguës, tout traitement semble inutile. En tous cas, les révulsifs locaux, le traitement classique de la méningite tuberculeuse pourraient être essayés, mais sans grand succès.

Le mieux, quand le coma est profond, la respiration difficile, c'est de se borner à donner au malade des toniques, du sulfate de quinine à doses fractionnées, de l'alcool, etc., et de parer aux complications possibles.

En résumé le pronostic de la myélite tuberculeuse est toujours dans toutes les formes, avec un point d'interrogation sur la fréquence et la curabilité possible des formes atténuées.

Le traitement est essentiellement symptomatique et doit s'adresser plutôt à la diathèse générale qu'à la complication locale sur laquelle il est le plus souvent impossible d'agir.

OBSERVATIONS

OBSERVATION I.

(Service de M. Hutinel.)

Jeune femme entrée à l'Hôtel-Dieu, pour une tuberculose généralisée à forme typhoïde.

Symptômes graves. Morte dans le coma quelques jours après son entrée.

Autopsie. — Granulie du poumon et du péritoine. Granulations méningées dans le cerveau.

Moelle. Congestion vive des méninges, principalement à la face postérieure, granulations sur le trajet des vaisseaux.

Dans la substance nerveuse, petites tumeurs siégeant de préférence à la partie centrale, de grandeur variable, 1/2 à 2/3 de centimètre. Rien aux racines.

Examen microscopique montrant la prolifération conjonctive autour du canal central, la dilatation des capillaires, la présence de nombreux globules blanc dans la gaine.

Lésions de myélite dans les cordons blancs. Méninges épaissies.

Tumeurs à centre caséeux, se coupant difficilement, à périphérie constituée par du tissu embryonnaire et quelques cellules épithélioïdes, vaisseaux nombreux dans cette partie, quelques-uns obstrués par une masse granuleuse, contenant quelques éléments dégénérés.

OBSERVATION II (personnelle).

(Service du Dr Raymond.)

R..., âgé de 23 ans, se présente à la consultation de l'hôpital Saint-Antoine, avec un état typhoïde très prononcé.

Langue sèche, rouge à la pointe et sur les bords; se plaignant d'être malade depuis huit jours. Il a un peu de toux sèche et ne répond que très incomplètement aux questions qu'on lui pose. Il a une fièvre assez forte et se plaignait, disent les personnes qui l'accompagnent, d'affaiblissement marqué dans les jambes.

Il ne marche qu'avec difficulté et a été porté à l'hôpital en voiture.

A la visite du soir, le malade est assez agité, présente des phénomènes convulsifs et un délire assez intense. Les pupilles sont normales. Un peu de raideur du cou.

Le lendemain, le malade est plus calme. Etat semi-comateux et subdélirium. Les poumons donnent, à l'auscultation, un peu de respiration soufflante et quelques râles. La raideur du cou persiste.

Un peu d'hypéresthésie à la face et au thorax.

Anesthésie douloureuse des extrémités.

Les jours suivants, l'état comateux persiste, le délire également.

Le malade présente des troubles respiratoires, une dyspnée intense, une teinte cyanosée et meurt, sans autres symptômes, dans la journée du 24.

Autopsie. — Thorax. Poumons atteints de pneumonie tuberculeuse. Masse caséeuse au sommet droit avec petite caverne. Le reste du poumon est congestionné, durcillé, rempli de tubercules miliaires confluents, entourés d'une zone de broncho-pneumonie tuberculeuse.

Cœur, un peu gras, de volume normal.

Abdomen. Foie en dégénérescence graisseuse. Pas de tubercules apparents; mais traces blanchâtres le long des vaisseaux portes.

Rein rempli de petits tubercules de très petit volume et de traînées tuberculeuses entre les pyramides.

Péritoine farci jusque dans le petit bassin de tubercules de toutes grosseurs tapissant l'intestin, la vessie, le rectum. Granulations tuberculeuses sur l'intestin ; ulcérations sur l'intestin grêle.

Cerveau. Méninges remplies de tubercules, principalement à la base et le long de la sylvienne et de ses branches.

Aspect blanchâtre des méninges au niveau de la selle turcique.

Substance cérébrale et cérébelleuse un peu congestionnée et œdémateuse, mais sans trace de tubercules.

Moelle. Epaississement de la dure-mère, soudée à la pie-mère et à l'arachnoïde.

Aspect blanchâtre de ces deux membranes.

Granulations tuberculeuses le long des vaisseaux.

A la coupe, on trouve de la congestion de la moelle à tous les étages, et, par places, de très petits tubercules du volume d'un pois, à centre caséeux, siégeant à peu près indifféremment sur toutes les parties de l'organe.

A l'examen microscopique, petits amas de tubercules embryonnaires infiltrés le long des vaisseaux. Noyaux abondants dans les deux substances. Canal central à peu près comblé sur toute la hauteur par la prolifération conjonctive du pourtour.

Pigmentation énorme des cellules des cornes antérieures, pas de trace de sclérose, mais abondance extrême de noyaux dans toutes les parties, surtout dans les cornes postérieures.

Tumeurs affectant essentiellement l'aspect du tubercule cérébral, à structure périphérique cellulaire, presque uniquement composées de noyaux, à centre constitué par des éléments plus gros, à contours moins nets, mais dissociés par une substance granuleuse interposée.

En somme, méningite spinale tuberculeuse, surtout dominante à la région lombaire.

Leptomyélite annulaire diffuse, l'infiltration de toutes les travées fibro-vasculaires par des éléments nucléaires.

Poussée de myélite centrale périépendymaire et obstruction consécutive par la prolifération conjonctive.

Petites tumeurs tuberculeuses diffuses se présentant sur deux types: type embryonnaire et type du follicule adulte.

OBSERVATION III.

(Liouville. Arch. méd., 1875.)

Jeune homme de 28 ans, ayant présenté tous les symptômes de méningo-myélite et de méningo-encéphalite pendant la vie à la suite de tuberculose généralisée.

Il présentait de la paraplégie et des eschares sacrées.

Autopsie. — Dans le poumon, granulations miliaires et piriformes; petites cavernules. Dans le foie, dégénérescence graisseuse très avancée.

Dans le cerveau, tubercules des méninges autour des vaisseaux, constitués par des masses grises. Quelques-unes de ces granulations empiètent sur la substance blanche, de même dans le cervelet.

Dans la moelle, il existait une poussée de méningite spinale; arachnoïdite très intense de la face postérieure, dans le tiers moyen de la région cervico-dorsale.

Cette arachnoïdite était caractérisée par des adhérences très nombreuses, fines, récentes, constituant des mailles fortement imbriquées, difficiles à arracher et enserrant des vaisseaux nombreux et de nouvelle formation par de petites saillies miliaires faisant léger relief sur la surface interne de la dure-mère. La pie-mère est épaissie, blanchâtre, ridée et cache absolument la moelle elle-même.

Il y avait du liquide dans la cavité arachnoïde, et la pie-mère elle-même est, par place, comme imbibée d'une sérosité louche un peu épaisse.

Distension anormale des vaisseaux veineux, qui sont remplis de sang, quadruplés de calibre et constituent de gros troncs variqueux et sinueux.

Cette stase veineuse est expliquée par la présence, au-dessous du renflement brachial, d'une augmentation de volume de la moelle, qui donne à ce niveau une sensation d'empâtement analogue à celle de l'encéphalite.

Sur la surface de coupe, on trouve une tumeur occupant la presque totalité de la moelle (le côté droit est surtout atteint).

Cette tumeur, *située dans la substance grise*, en a pris la place dans une étendue assez considérable. Au côté droit, elle occupe toute la corne antérieure, la corne postérieure à moitié. Elle fait une certaine saillie à l'endroit où la coupe est tombée. Sa couleur est jaunâtre, ambrée; elle est parsemée de petits tractus rouges (vaisseaux néoformés).

Tout autour d'elle, *teinte scléreuse* grisâtre, semi-translucide et comme gélatineuse; la consistance est un peu augmentée.

Dans une coupe faite un peu plus haut, la tumeur a envahi à peu près toute l'étendue de la substance grise.

Dans cette zone, on observe un tissu scléreux, dur, avec trois petits îlots jaunâtres.

A l'examen microscopique, on trouve, à 2 centimètres au-dessus de la tumeur, un ramollissement très net de la substance blanche des cordons postérieurs, avec corps granuleux, cristaux gras, granulations graisseuses isolées. Dans la substance grise, désintégration granulo-graisseuse, cellules nerveuses atteintes d'hypertrophie et de surcharge granulo-graisseuse. Stéatose des vaisseaux.

Donc, dégénérescence ascendante classique.

A 2 centimètres au-dessous de la tumeur, mêmes lésions de la substance grise et blanche et dégénération descendante surtout marquée du côté gauche.

Observation IV.

(Liouville. Arch. méd., 1875.)

Adulte femme ayant succombé à une tuberculose généralisée. Myélite périphérique s'étendant en progressant suivant les tractus vasculaires jusque dans la substance grise.

Inflammation péri-épendymaire très accusée.

Observation V.

(Liouville. Arch. méd., 1875.)

Jeune soldat, mort avec des symptômes spinaux dans le cours d'une tuberculose à forme typhoïde.

A l'autopsie, granulations miliaires diffuses dans tous les organes.

Dans le cerveau, méningite tuberculeuse et tubercules de la substance cérébrale et cérébelleuse.

Dans la moelle, lésions intra-spinales tuberculeuses consistant en une véritable *infiltration* tuberculeuse avec de petites zones en dégénérescence caséeuse au centre.

Observation VI.

(Hayem. Arch. phys., 1873.)

R..., âgé de 37 ans, menuisier, entre le 8 avril 1872 à Beaujon, salle Saint-Jean, n° 20, dans le service de M. Axenfeld.

Né à Paris de parents bien portants, il a toujours eu une bonne santé. Cependant, dans l'enfance, il a été sujet à des maux d'yeux, et plusieurs fois il lui est survenu des croûtes dans la tête. Obligé par son travail à rester debout environ huit heures par jour; il a fait, en outre, des excès de boisson et de coït.

Il habitait à Paris un rez-de-chaussée étroit et peut-être humide.

Le 22 juillet 1872, il éprouva pour la première fois, au moment de se lever, un engourdissement dans la jambe gauche. Deux jours après, cette sensation s'étendit à la droite; cependant il continua à travailler tant bien que mal pendant trois semaines.

Au moment de son entrée à l'hôpital, il existait une paralysie du mouvement presque absolue dans les deux membres inférieurs, mais le malade pouvait encore faire quelques pas lorsqu'il était soutenu par un infirmier. On n'a rien noté dans les autres appareils; l'attention n'a d'abord été attirée que du côté des membres inférieurs.

Trois ou quatre jours après l'entrée, la vessie est paralysée et le malade a été sondé tous les jours à partir de ce moment.

A l'examen du malade, pratiqué le 10 septembre, on constate l'état suivant :

Abolition complète des mouvements volontaires et diminution marquée des mouvements réflexes; les jambes sont flasques, amaigries; les pieds inertes, tout à fait résolus et un peu œdématiés. La sensibilité cutanée est abolie dans tous les modes jusqu'au niveau d'une ligne passant par les deux épines iliaques antérieures et supérieures.

Il s'est formé très rapidement, et déjà depuis quelques jours, des escharres profondes au niveau des trochanters, et le sacrum commence à s'excorier; il est le siège d'une plaque rouge violette. L'urine qui s'écoule depuis plusieurs jours par regorgement est pâle, fortement ammoniacale; elle ne contient pas d'albumine. Pas de douleurs rachidiennes, pas d'élancements douloureux dans les membres paralysés; pas de fièvre, appétit conservé; rien de particulier du côté des membres inférieurs. L'examen des viscères abdominaux et thoraciques ne fournit que des renseignements négatifs. Pas de trouble cérébraux.

Le 21 septembre, on note pour la première fois une fièvre vive: petits frissons irréguliers, perte de l'appétit, élévation marquée de la température, subdélirium, rougeur vive de la face et des pommettes. Dans la poitrine, râles muqueux très abondants ; pas de toux ni d'expectoration.

La langue est rouge, sèche; la constipation opiniâtre. Du côté des membres inférieurs, l'œdème s'est généralisé et monte jusqu'aux aines.

Les eschares des trochanters sont entourées d'un gonflement œdémateux, l'urine s'écoule toujours par regorgement et le malade répand une odeur infecte.

Motilité et sensibilité complètement perdues. Mouvements réflexes très diminués et même douteux à gauche. Les excitations les plus fortes, les plus variées ne sont aucunement senties et ne réveillent que rarement un léger tressaillement dans la jambe droite seulement.

La contractilité électrique (courants induits) est également douteuse au niveau de la jambe gauche. Elle est très affaiblie mais non pas complètement nulle dans les autres points. Mort le 26 septembre.

Autopsie, le 28 au matin :

Thorax. Adhérences anciennes de la plèvre des deux côtés. Au sommet gauche, induration noirâtre du tissu pulmonaire, au centre duquel existe un nodule caséeux. Congestion vive dans les deux poumons avec tubercules miliaires. Bronches rouges et parsemées de granulations miliaires. Le cœur a son volume normal et contient quelques caillots développés post-mortem.

Cavité abdominale. Epanchement ascitique assez abondant. Périhépatite, périsplénite fibreuse. Les reins sont très volumineux.

A la coupe, taches jaunes disséminées, paraissant formées par des foyers purulents.

Ulcérations de la muqueuse intestinale dans le jéjunum et l'iléon. Gonflement et lésions tuberculeuses des ganglions mésentériques ; pas de tubercules dans le gros intestin, mais congestion intense.

Système nerveux. Cerveau rouge, hyperhémie ; artères saines. Cysticerque au-dessous de la scissure de Sylvius et d'autres kystes à la surface des deux hémisphères dans le cervelet, le bulbe et les ventricules.

Moelle. Face antérieure, congestion vive ; face postérieure, plus congestionnée encore. La substance médullaire est molle dans la région dorsale, ferme dans la région lombaire. Sur des sections transversales, congestion assez vive de la substance grise au-dessous du bulbe. Dans la première portion de la région lombaire, le rasoir divise une tumeur dure, verdâtre, centrale, entourée de substance ramollie et faisant bientôt une saillie considérable, comme si elle était repoussée par le tissu médullaire.

Sur les diverses coupes des autres régions, rien autre chose que de la congestion.

Examen histologique de la moelle. Tubercule de 14 millimètres de diamètre, situé à 8 centimètres de la naissance de filum terminale.

La substance médullaire ramollie forme autour de la tumeur un anneau complet, plus large à droite qu'à gauche et en arrière qu'en avant. A gauche et en avant, le tubercule ne reste séparé de la surface que par un millimètre environ.

Au microscope et à l'état frais, cellules graisseuses ; gouttelettes de myéline ; vaisseaux remplis de cellules granuleuses dans la partie antérieure de l'anneau médullaire.

Dans la partie extérieure de cet anneau, éléments cellulaires variés en dégénérescence graisseuse ou pigmentaire.

Vaisseaux remplis de sang, couverts d'éléments fusiformes et remplis de granulations graisseuses.

Les *racines* à l'œil nu ne sont pas atrophiées ; après durcissement on trouve quelques tubes altérés dans les racines antérieures.

L'examen de la moelle durcie montre que le tubercule a le même diamètre longitudinal et vertical. La substance nerveuse ramollie du pourtour se détache de la tumeur, et il est impossible d'obtenir une coupe portant sur les deux parties à la fois.

La structure du tubercule est celle des tubercules de l'encéphale, centre caséeux laissant un espace vide sur les coupes. Périphérie vasculo-cellulaire.

Au-dessus et au-dessous du tubercule, la substance grise offre des altérations évidentes : élargissement de la commissure centrale, richesse insolite d'éléments cellulaires, épaississement des vaisseaux.

Prolifération de même nature autour du conduit épendymaire.

La gaine de tous les petits vaisseaux est entourée et remplie de noyaux. Substance blanche.

Au-dessus, sclérose légère de tous les faisceaux; faisceaux postérieurs très sclérosés, surtout dans la partie interne. Cette sclérose se poursuit jusqu'au 4e ventricule.

Au-dessous, sclérose diffuse plus prononcée des cordons en général. Épaississement des méninges. Sclérose descendante des faisceaux latéraux se poursuivant dans une assez faible étendue.

OBSERVATION VII.

(Habershon. — Guy's Hospital Report, 1872.)

Sarah B..., âgée de 28 ans, entre le 28 octobre 1860, dans le service du D' Habershon.

Depuis plusieurs mois, bronchite légère. Depuis le mois de décembre 1868, troubles de la menstruation. Depuis un mois, affaiblissement des deux jambes, surtout de la droite. Sensation de piqûres dans la jambe.

La malade est incapable de soutenir une station debout, même courte, sans assistance. Phénomènes spasmodiques. « Le sol lui semble être à une certaine distance du pied et il lui semble qu'elle ne marche sur rien. »

Refroidissement des jambes et de l'abdomen. Analgésie Défaut d'extérioration des sensations.

En novembre, analgésie et paraplégie augmentent. Douleurs dans les jambes. Les courants galvaniques appliqués sur les muscles, ne les font plus qu'incomplètement contracter.

Les urines sont devenues alcalines. Métrorrhagies traitées par l'ergot de seigle. OEdème des membres inférieurs.

Vers la fin du même mois, insensibilité des muscles aux excitations électriques.

Il se produit une incontinence d'urine et de matières fécales. L'anesthésie est devenue complète.

30 décembre. Hyperesthésie dans la jambe droite, hyperesthésie plus faible dans la gauche. Dans le courant de janvier, il y a des intermittences d'anesthésie totale et d'hyspcresthésie intense. En même temps, on voit survenir des troubles tro-phiques, une eschare sacrée qui suppure abondamment.

Vers le 10 janvier, un érysipèle se produit autour de cette eschare et amène rapidement la mort de la malade dans la journée du 20 janvier.

Autopsie. — Dans la moelle, plaques blanches d'arachnitis ; ces plaques sont surtout abondantes dans la région lombaire.

On trouve dans la partie inférieure de la région dorsale une tumeur arrondie à centre caséeux qui a absolument détruit cette portion de la moelle.

Les poumons sont parsemés de granulations tuberculeuses et l'on trouve, en outre, des altérations de broncho-pneumonie tuberculeuse. Les plèvres sont peu adhérentes.

Dans le péritoine et l'intestin, quelques granulations tuber-culeuses. On trouve de plus des ulcérations dans le rectum.

Enfin, dégénérescence tuberculeuse du corps de l'utérus.

CONCLUSIONS.

En résumé et pour conclure nous croyons pouvoir dire d'après l'examen des observations que nous avons rapportées, que :

1° La tuberculose peut envahir la moelle pour déterminer des myélites qui se présentent sous différentes formes.

> *a.* Forme infiltrée ;
> *b.* Forme diffuse à granulations isolables ;
> *c.* Forme subaiguë ou chronique à tumeur volumineuse unique ou à grosses tumeurs toujours peu nombreuses.

2° Ces formes de tuberculose médullaire sont toujours consécutives à des lésions analogues d'autres organes ; en un mot, elles sont toujours *secondaires* ;

3° Elles se présentent avec des caractères cliniques assez variables : tantôt, comme dans la forme chronique ou subaiguë, elles affectent tous les symptômes d'une compression de la moelle ; tantôt, comme dans la forme infiltrée ou nodulaire, elles donnent lieu à des phénomènes douloureux, à des parésies, à des symptômes de dépression médullaire qui sont souvent masqués par les résultats de l'affection cérébrale concomitante.

4° Le pronostic de ces myélites est toujours grave en raison des conditions pathogéniques qui les engendrent et de l'étendue des lésions tuberculeuses d'autres organes;

5° Le traitement de ces formes peut être considéré comme nul, la thérapeutique n'est autre que celle de la diathèse en général.

Dans la forme chronique on ne peut guère s'efforcer que de prévenir les complications possibles et les troubles trophiques consécutifs.

BIBLIOGRAPHIE.

Erb. — Ziemssen's Handbuch. Kraukheiten der Nerveusys-
tem, Rückenmarck.

Leyden. — Maladies de la moelle. Trad. Viry.

Liouville. — Archives générales de médecine, 1875.

Hayem. — Archives de physiologie, 1873.

Habershon. — Clinical cases. — Guy's Medical Hospital Report, 1872.

Chvosteck. — Zwei falle von tuberculose des Ruckenmarck.

Paris. — A. Parent, imp. de la Fac. de médec., A. Davy, successeur,
52, rue Madame et rue M.-le-Prince, 14.

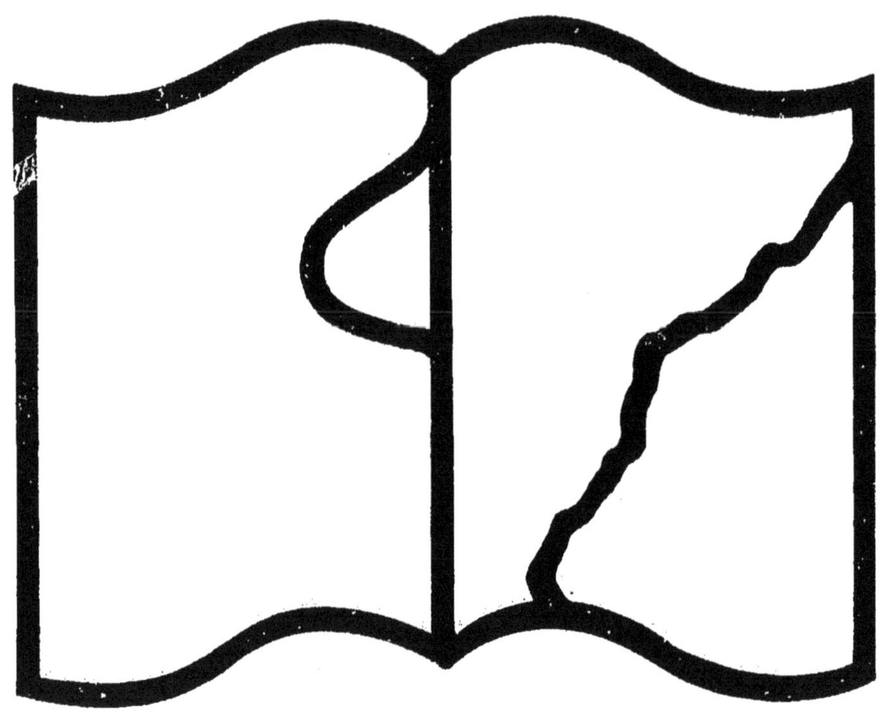

Texte détérioré — reliure défectueuse

NF Z 43-120-11

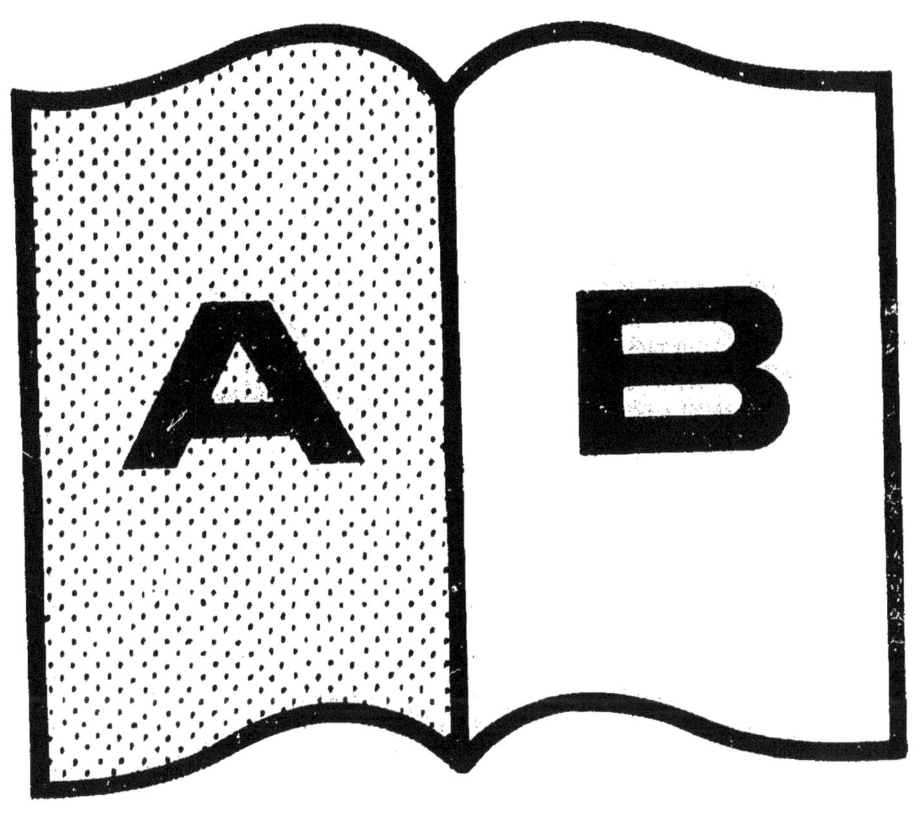

Contraste insuffisant

NF Z 43-120-14